AF324366

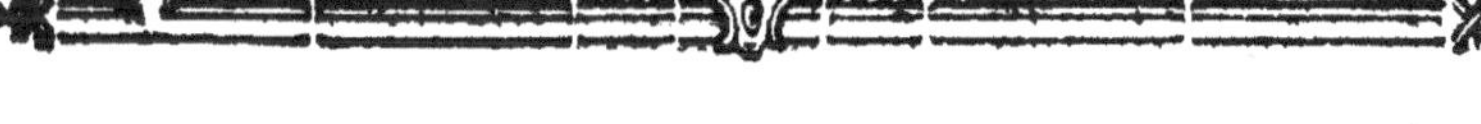

MEMOIRE

Sur le danger d'être enterré vif, & sur les moyens de s'en garantir ou de s'en tirer.

INTRODUCTION.

Il a paru sous l'approbation de la puissance publique des écrits sur l'incertitude des signes de la mort.

Ces écrits font d'autant plus frappants, que ceux qui en font les auteurs, ne font ni des ignorants, ni des demi-savants, mais des hommes graves de la Faculté de Médecine, qui ont écrit avec sagesse, d'après des faits, d'après les lumieres de la législation & de la police, & même d'après des usages observés chez les nations les plus éclairées.

Parmi ces usages, on peut citer celui où on étoit chez les Romains de crier dans la chambre des morts ; ce qui s'appelloit *conclamation*.

On peut encore citer celui où on étoit chez les Juifs, d'hurler, de jouer de la flûte, & de faire de grands bruits auprès des morts ; comme le prouve ce que disent les Évangiles, de ceux qui étoient dans la chambre de la fille de Jaïre : *ejulantes.. tibicines, turbam tumultuantem.*

Usage, qu'il est remarquable, que Jesus-Christ ne désa-prouva pas, puisque sans dire *un seul mot* contre l'usage, il dit simplement à cette troupe bruyante : *retirez-vous, la fille n'est pas morte, mais elle dort* ; ce qu'il entendoit du sommeil dont il alloit la réveiller, en opérant sa resur-rection.

Comme ces usages avoient pour motif la crainte d'en-terrer des hommes vivants, ces mêmes usages, si étrangers à nos mœurs, n'en font-ils pas la condamnation ?

Et ne condamnent-ils pas sur-tout une négligence portée jusqu'au degré de ne vérifier presqu'aucune mort ?

A

de se hâter de plier & de mettre sur la paillasse ceux qu'on regarde comme morts , & , malgré l'horreur du sort d'être enterré vif , de s'en rapporter sur cela au jugement qu'en porte la bonne femme , ou la fille dévote qui plie les morts de son quartier , & dont les vues bornées ne s'étendent point au delà des signes ordinaires de la mort, c'est-à-dire , de la pâleur , de la roideur & de la froideur , quoique ces signes se trouvent aussi dans les syncopes , & dans les états vaporeux.

Un fait constant , & sans doute remarquable , c'est qu'il y a peu de pays d'une certaine étendue où on ne conserve la mémoire de certains faits qui justifient la crainte d'être enterré vif , & où on ne se souvienne que telle & telle personne qu'on croyoit morte , & qu'on étoit sur le point d'enterrer , a donné des signes de vie.

Et une conjecture très-bien fondée , c'est que si les faits que le hazard , ou plutôt la Providence divine a permis qui nous fussent connus sont si nombreux , ceux dont nous n'avons aucune connoissance doivent être en bien plus grand nombre.

Or , quel motif pour les ames sensibles de s'empresser , non seulement à accueillir , mais à mettre promptement en usage tous les moyens par lesquels on peut soustraire ses semblables , & se soustraire soi-même à un sort si affreux & si périlleux pour le salut !

Et s'il étoit sur ce point *des indifférents* , que les plus délicats sur leur propre traitement , & particuliérement ceux qui sont sujets aux maladies de nerfs , aux états vaporeux , ou qui sont d'une constitution forte & long-temps résistante à l'extinction totale des forces vitales , se supposent dans cette effroyable position ; pour combien voudroient-ils qu'il existât alors pour eux des ressources de délivrance & de salut ?

Eh bien , qu'ils examinent donc avec moi par quel moyen on peut procurer à l'Humanité un secours si désirable & si essentiel.

Celui que j'ai imaginé m'a paru si naturel , si simple , & si dégagé des inconvéniens , que je ne puis m'empêcher d'être étonné que l'idée qui m'en eſt venue, & que je propoſai il y a quelques années dans une aſſemblée particuliere de l'Académie de Clermont, n'ait pas frappé plutôt tant de têtes plus éclairées que la mienne ; je vais donc la préſenter ici dans toute ſa ſimplicité.

CORPS DU MEMOIRE.

ART. PREMIER.

Quand une perſonne de l'un ou de l'autre ſexe paroît avoir rendu le dernier ſoupir,

Je ſuppoſe qu'après lui avoir fermé la bouche & les yeux, & après l'avoir miſe dans la ſituation où elle doit être dans le cercueil, & après avoir vérifié ſa mort par des procédés qui ne puiſſent pas lui nuire ſi elle étoit vivante, on la laiſſe dans ſon lit, dans ſes draps, & ſous ſes couvertures pendant un temps raiſonnable, c'eſt-à-dire juſqu'à ce qu'elle ſoit devenue froide de la froideur ordinaire de la mort.

ART. II.

Je ſuppoſe auſſi qu'on lui laiſſe les deux paſſages de la reſpiration libres, & qu'on lui laiſſe auſſi les paupieres découvertes, afin que ſi elles s'ouvroient après avoir été fermées, on puiſſe s'en appercevoir, & vérifier de plus près ſa mort.

ART. III.

Et s'il m'étoit permis de faire des vœux dans une partie qui eſt auſſi peu de mon reſſort, je ſouhaiterois qu'on lui tint la tête & les pieds bien couverts, attendu que le froid de tête & le froid des pieds augmentant l'engourdiſſement, me paroiſſent pouvoir éloigner dans ceux qui ne ſeroient pas morts, le retour à la vie.

ART. IV.

Je deſirerois auſſi que, conformément à ce qui ſe pratique chez les Religieux, & à l'égard des Eccleſiaſtiques qui ſont dans les ordres ſacrés, tous les morts euſſent le corps couvert, & même couvert comme à l'ordinaire, le riche, de ſa mauvaiſe robe de chambre ou de ſon mauvais habit, & le pauvre de ſes haillons qu'on ne doit

pas sans doute lui plaindre ; le sacrifice des derniers vète-
ments pouvant être moins considérable que celui du suaire
qui n'auroit plus lieu.

A quoi j'ajoûterois, selon la saison, un ou deux *lais*
de serge grise, qui couvriroient le corps depuis le cou
jusqu'aux pieds ; & cela, par égard à l'état d'un corps qui
est dans la région froide & humide du tombeau, dans une
saison rigoureuse & dans un cimetiere exposé au grand air.

ART. V.

Je desirerois aussi qu'on mît au fond du cercueil un
matelas de foin un peu relevé du côté de la tête, & dont
le dessus fût de laine & non pas de toile, afin de con-
server à un corps qui ne seroit pas mort son reste de
chaleur naturelle.

ART. VI.

Je désirerois enfin, que ceux qui en auroient le moyen
fissent doubler la niche du cercueil de serge grise, &
couvrir le dessus de toile cirée, afin de mettre le corps
à couvert de la pluie.

Et afin que le fond du cercueil ne baignât jamais dans
l'eau, il faudroit qu'il fût relevé sur deux pierres ou sur
deux bouts de soliveau.

ART. VII.

Ces attentions de piété à l'égard des personnes qu'on
a chéries, étant bien plus essentielles que les grandes
tentures, les armoiries & les mausolées.

Après ces préliminaires, voici mes propositions, qui sont:

ART. VIII.

Qu'on rende les cercueils ouvrants & fermants par des
charnieres de fer, sans les clouer.

ART. IX.

Que quand on a déposé le corps dans le cercueil, on
mette sous sa main gauche, une fiole pleine de bon vin
avec un morceau de pain, *d'échaudet*, ou de biscuit.

A quoi les personnes recherchées peuvent ajoûter la
figuette de liqueur, ou d'éther tempéré avec du sucre;
en *observant que le bouchon surmonte assez* le goulot de la
bouteille, pour qu'elle soit aisée à déboucher.

(5)
A R T. X.

Qu'au poignet droit du corps , on attache une corde de fonnette qui lui paffe dans la main , & qui forte du cercueil par un petit trou pratiqué au deffus de cette main , garni d'une douille ou d'une virole de fer blanc poli.

A R T. X I.

Que la *forte* fonnette , à laquelle on fera répondre ce cordon , foit attachée & fixée à un pieu ou à un foliveau quarré par le haut & pointu par le bas , qu'on enfoncera en terre à la droite du cercueil , vis-à-vis du trou par lequel ce cordon en fortira.

Que cette forte fonnette , foit fufpendue & fixée à une équerre de fer *immobile* , dont la branche qui portera la fonnette répondra à une autre équerre *mobile* , à branches plus courtes , qui fera attachée au pieu , tandis que l'autre branche de l'équerre *immobile* entrera dans le même pieu , & fera d'une longueur qui réponde à ce que demande le volume de la fonnette , & la diftance où elle doit être de l'équerre mobile qui la fera réfonner.

A R T. X I I.

Que s'il fe trouvoit des perfonnes qui, pour s'affurer un fecours plus prompt, défiraffent qu'au lieu de fonnettes, on employât des cloches plus fortes, on pourra les leur procurer. Mais alors ce ne fera plus un pieu qui portera cette cloche, mais un brancard à quatre pieds, du quel s'éleveront deux jumelles contrebutées, dont la traverfe fupérieure portera la cloche , qui fera alors placée au deffus de la foffe , fur les bords de laquelle porteront les quatre pieds du brancard.

A R T. X I I I.

Que pour donner à la perfonne qui auroit été enterrée vivante la plus grande facilité pour faire parler la fonnette , le cordon fortant du cercueil n'en faffe mouvoir *que le batan* , ce qui ne demande que le plus leger mouvement de main.

Qu'afin que la main qui produira ce mouvement en obtienne plus infailliblement l'effet , qui eft celui de fonner , on tienne cette main relevée fur une efpece de

A 3

sachet ou de coussinet assez étroit pour que le plus petit mouvement fasse tomber la main dans un espace vuide qu'on lui aura ménagé par côté, & que par cette chûte le batan qui étoit au milieu de la sonnette frappant sa circonférence, & la faisant résonner, ce premier bruit avertisse & anime l'enterré vif à redoubler, & à sonner le tocsin sépulchral qui lui fera arriver du secours.

L'usage des pieux à sonnette sépulchrale une fois établi, & connu de tout le monde, devant faire faire aux enterrés, à qui la mémoire sera revenue, tous les efforts qui pourront leur procurer les secours de salut, sans que la terreur d'être dans le cercueil, dèsqu'il sera en plein air & dans un lieu voisin des habitations, puisse même les affecter jusqu'au point de les empêcher de sonner ; la peur pouvant même quelquefois en rendre l'action plus vive.

ART. XIV.

Que comme il est à prévoir que la neige & les frimats de l'hiver pourront former sur la sonnette une congelation qui en absorberoit le son, il convient de pourvoir à cet inconvénient, par un petit couvercle de fer blanc, suspendu au dessus de la sonnette par une pointe de fer enfoncée dans le soliveau.

ART. XV.

Que comme le sort des enterrés vifs est trop affreux, pour qu'il ne soit pas essentiel de procurer *sans exception* à toutes les têtes humaines le secours des sonnettes sépulchrales, il convient qu'il y ait des pieux à sonnettes à côté de *tous* les cercueils, qui en conséquence doivent être tous percés, & mis à portée d'un secours aussi nécessaire à l'Humanité.

ART. XVI.

Que quoique les corps sortants des Hôtels-Dieu & des autres Hôpitaux puissent se dégager plus aisément de leur suaire de grosse toile que les corps encaissés ne peuvent sortir de leur cercueil, il convient cependant de s'occuper sérieusement des moyens de procurer aux enterrés vifs sortis de ces Maisons, un secours de délivrance & de salut.

· Ce que je ne puis que recommander aux perfonnes qui ont plus de lumiere & plus de zèle que moi.

En me permettant feulement de demander fi, en attendant que ces moyens foient trouvés , on ne pourroit pas tenir aux enterrés la bouche & le nez découverts , les mains & les pieds libres , les enfévelir habillés , & ne mettre jamais, ce qui eft affreux à penfer , *corps fur corps* , que quand la mort eft parfaitement confirmée.

ART. XVII.

Que pour ne pas facrifier aux enterrés vifs la falubrité de l'air , il faut fans doute que les cercueils dépofés dans les foffes foient couverts de quelques pouces de terre pendant les jours d'épreuve.

ART. XVIII.

Mais pour ne pas ôter l'air aux enterrés vifs , il convient auffi de pratiquer un trou dans le haut du chevet du cercueil du côté de la tête , & d'adapter à ce trou un tuyau de fer blanc roulant & à deux branches , dont la plus courte entre dans le cercueil de deux ou trois pouces , & la plus longue , tournante à volonté , foit abaiffée & tournée vers la terre, lorfque le cercueil eft hors de la foffe , & quand il y eft , foit tournée vers le ciel , & toujours de maniere qu'elle furmonte les deux ou trois pouces de terre qui couvriront le cercueil. Tuyau de refpiration , auquel on pourra donner le nom de *refpiratoire*.

ART. XIX.

Que fi on prétend que *le refpiratoire* que je propofe peut devenir un foupirail d'infection , je fais en réponfe à cette difficulté plufieurs obfervations.

1*re*. *Obfervation*. Le danger d'infection ne peut gueres avoir lieu dans les faifons où on peut difféquer , c'eft-à-dire , pendant plus de la moitié de l'année.

2*e*. *Obfervation*. Le temps de l'épreuve qui fera réglé par les Médecins , fera affez court pour que l'inconvénient de l'odeur ne foit pas bien confidérable.

3*e*. *Obfervation*. On peut d'ailleurs adapter à l'extrémité de la branche intérieure du tuyau de refpiration une éponge imbibée de fort vinaigre , & y joindre même

(8)

un fachet odorant, dont le miafme répandu dans l'intérieur du cercueil diminuera confidérablement celui du foyer d'infection, par la raifon très-fimple & très-phyfique que l'air déjà impregné d'un miafme, l'eft beaucoup moins d'un autre miafme.

4e. Obfervation. Il m'eft venu bien des fois en idée d'adapter à l'extrémité fupérieure du refpiratoire un tuyau d'une certaine hauteur, ce qui eft même la premiere idée qui fe préfente à l'efprit ; mais outre que je ne crois pas ce tuyau néceffaire, en prenant les précautions dont je viens de parler, j'ai été d'ailleurs embarraffé par la difficulté de foutenir ce tuyau dans les temps de grand vent.

Et comme il m'a été oppofé que les cordons de fonnettes feroient eux-mêmes expofés aux grands vents, j'ai répondu qu'ils étoient trop courts & trop rapprochés de la terre pour que les grands vents puffent les agiter de maniere à faire parler les fonnettes.

A quoi j'ajoûte, en tout cas, le moyen très-fimple de mettre à couvert la corde des fonnettes par une perche creufée, dont l'extrémité pointue foit enfoncée en terre comme un pieu.

Le prolongement de la douille dans laquelle roulera la corde offrant encore un moyen fur de la mettre à couvert des grands vents, & d'empêcher auffi que la douille ne foit bouchée par la terre qu'on jettera fur le cercueil.

5e. Obfervation. Il me paroit d'ailleurs croyable que la colonne d'air introduite par le tuyau doit comprimer l'air intérieur du cercueil d'une maniere, qui permette peu au miafme infect de fe répandre au dehors.

Et cette idée n'eft-elle pas confirmée par le peu d'odeur que rendent les latrines dans l'état où elles fervent, à nos ufages, *par comparaifon* avec celle qu'elles rendent quand elles font ouvertes ?

Et ne l'eft-elle pas auffi par le peu d'odeur que rendent les caveaux où on enterre les morts, quoique les pierres qui en bouchent l'entrée ne foient pas toujours bien jointes, ni bien maftiquées ?

6e. Obfervation. Comme rien n'eft plus aifé à vérifier

que l'odeur qui fortiroit des réfpiratoires, pendant le temps donné à l'expérience, & toujours réglé par l'avis des Médecins, bien loin de décliner cette vérification, je la défire au contraire, afin que, lorfque elle aura été faite, rien ne s'oppofe à ce qu'on procure *le plus promptement poffible*, à l'Humanité, un fecours que réclament pour elle d'auffi grands intérêts que ceux du falut de *l'ame* & du corps des enterrés vifs, & du repos général de toutes les têtes humaines.

ART. XX.

Que comme on ne peut trop multiplier les moyens de fortir d'nn cercueil quand on y a été enfermé vif, on peut rendre les cercueils ouvrants & fermants à deux batants.

Ce qui demandera à la vérité que l'enterré vif dégage fa main du cordon de la fonnette; & comme il eft effentiel que ce cordon de fonnette n'échappe pas à celui dont il eft la principale reffource, il convient de le nouer nn peu au deffus de la main, afin qu'elle puiffe le reffaifir & fonner.

D'ailleurs je ne diffimulerai pas que fi j'ai cherché à procurer aux enterrés vifs un fecond moyen de fortir de leurs cercueils, en les rendant ouvrants à deux batants, ce n'eft pas que je n'aie fenti les inconvénients de cette fortie, & que, fans défapprouver que l'enterré vif entr'ouvre un peu les portes de fon cercueil s'il a befoin d'air, je ne fois perfuadé qu'il vaut mieux pour lui qu'il ait la patience d'attendre le fecours infaillible que lui procurera, un peu plutôt ou un peu plus tard, le petit tocfin de la fonnette fépulchrale. Car voici les inconvénients réels de fa fortie fans fecours.

Le premier, eft la chûte de la terre fur fon vifage, qui n'eft rien moins qu'agréable, & qui peut lui être nuifible fi elle lui entre dans la bouche ou dans le nez, de quoi il peut affez aifément fe défendre.

Le fecond, eft celui d'être expofé au froid de dehors pendant l'hiver.

Le troifieme, eft le danger de fe rendre trop-tôt le plein air.

Le quatrieme, eſt la peine qu'aura ce revenant du tombeau, à ſortir d'une foſſe profonde, & le danger qu'il y retombe ſur ſon cercueil, ouvert ou fermé.

Le cinquieme, eſt l'épuiſement que pourront cauſer à ce revenant ſes lamentations, ſes hauts cris qu'il pourra jetter peut-être inutilement, & les tentatives de toute eſpece qu'il fera pour ſortir du lieu de ſa ſépulture.

Le ſixieme, le danger où il ſera de s'égarer pendant la nuit, dans un cimetiere, & d'y tomber dans les autres foſſes ſur les cercueils des autres demi-enterrés, ce qui peut le froiſſer, l'eſtropier, peut-être le tuer, & lui cauſer d'ailleurs un effroi capable de le faire mourir.

Cependant, malgré ces inconvénients, qui ſont ſenſibles, l'intérêt vraiment conſidérable de procurer à un homme effrayé & frappé de ſon état, la perſpective d'une ſortie qu'il ne tiendra qu'à lui de ſe procurer, & celui du beſoin que peut avoir un enterré vif de ſe procurer un peu plus d'air que celui dont le fait jouir le reſpiratoire, me décident à propoſer que les cercueils ſoient ouvrants & fermants à deux batants par une double targette, l'une intérieure & l'autre extérieure, dont le pele roulant en couliſſe, & arrondi à ſon extrémité, entre dans un anneau qui lui ſerve de gâche.

Ce qui fait entendre qu'il eſt néceſſaire que cette targette ſoit couverte en dehors par une toile de la largeur à-peu-près du quart d'un mouchoir, afin d'empêcher que la couliſſe *qui ne peut être trop aiſée*, ne ſoit engorgée par la terre qu'on jettera par deſſus.

J'ai donné le devis du cercueil & de ſa targette, ainſi que du pieu à ſonnette, à des ouvriers qui l'ont exécuté.

A R T. X X I.

Que comme les précautions de ſalubrité & de rappel à la vie ne doivent pas faire négliger les pratiques de piété, il convient de placer une croix, un chapelet, ou un autre ſymbole pieux ſur la poitrine d'un enterré catholique & préſumé pénitent.

A R T. X X I I.

Que comme l'aprêté de certains foſſoyeurs pourroit

les tenter d'ouvrir les cercueils pour s'emparer de la dé-
pouille des enterrés ; ce qui feroit un viol de fépulchre,
puniffable felon la rigueur des loix ; ce qui feroit d'ailleurs
une manœuvre qui expoferoit , *plus qu'on n'ofe le dire* , les
enterrés vifs ; pour prévenir ce défordre, on peut tenir les
deux batants du cercueil unis enfemble par une corde ou par
une gance de foie dont les extrémités rapplaties & mifes en
charpis foient cachetées , ou fur le cercueil même , ou fur
un morceau de cuir ou de peau jaune , couvert par une
feuille de papier.

Ce qui contiendra les foffoyeurs fans ôter aux enterrés
vifs la facilité de fortir , malgré l'obftacle leger d'un
cachet de cire.

ART. XXIII.

Que dans le cas où par négligence ou autrement ,
on n'auroit pas obfervé ce qui auroit été prefcrit par
la Puiffance publique , pour garantir de la mort &
du défefpoir qui accompagne une telle mort , des enterrés vifs , ceux à qui ce manquement , *qui peut être homi-
cide* feroit imputable , en feroient punis felon le mérite du
cas ; & les foffoyeurs en toute rigueur, & même, fi la loi
le prononçoit, fous peine de la vie.

ART. XXIV.

Que quand les jours deftinés à l'expérience , feront
paffés , (jours pendant lefquels on pourra avec la permif-
fion du Juge , faire veiller de certains morts par des perfonnes fures) ; il ne s'agira plus que de couper la corde,
de retirer le pieu , & le refpiratoire , & de combler la
foffe.

ART. XXV.

Que quand au contraire , un timbre fépulchral fe fera
entendre pendant la nuit ou pendant le jour , le premier
qui l'entendra foit obligé d'avertir ou d'accourir , &
les foffoyeurs en toute rigueur & fous les peines qui feront
prononcées par la loi.

ART XXVI.

Que comme entre plufieurs pieux à fonnette qui répon-
droient à différents cercueils il ne feroit pas facile
de reconnoître celui auquel il faudroit porter du fecours,

(12)

pour parer à cet inconvénient , il fera néceffaire d'attacher avec du fil de fer à l'équerre mobile de chacun des pieux à fonnette , un petit gobelet ou verre à liqueur , qu'on pourra remplir dans les temps chauds de vin ou d'eau rougie , & dans les autres temps de menu plomb, ou de fable fort fec, ou pour le plus fur, d'un corps folide , dont le moindre mouvement de l'équerre détermine la chûte, afin que la feule infpection des gobelets faffe connoître le cercueil auquel il faut accourir & porter du fecours.

A R T. XXVII.

Que ceux qui porteront ce fecours aient attention à ne pas rendre trop tôt le plein air à l'enterré vif, & pour cet effet , à lui couvrir le vifage d'un mouchoir ou d'un autre linge.

A R T. XXVIII.

Que comme le retour à la vie d'un homme dont la mort eft atteftée par un acte mortuaire , demande à être conftaté d'une maniere qui détruife cette preuve authentique , il fera néceffaire d'écrire fur le même regiftre public l'acte de *défenterrement*, & d'en faire mention en marge de l'acte mortuaire ; ce qui peut être de la plus grande conféquence dans l'ordre civil ; & il fera même bon , pour donner au dernier acte la force de détruire le premier, de le faire figner par le Juge & par le Fifcal des lieux.

Je ne parle point des autres précautions par lefquelles on peut pourvoir à ce qu'un revenant du tombeau ne trouve pas fa maifon pillée & dévaftée par fes héritiers, & à ce qu'il y trouve même fa chambre & fon lit d'habitude prets à le recevoir , ce qui eft entiérement du reffort de la Puiffance publique.

A R T. XXIX.

Il a été d'ailleurs imaginé qu'on pourroit s'affurer de la mort par des procédés de la nature de ceux qu'on peut appeller *efficaciffimes*. Mais des procédés vérificateurs & *affecurateurs* doivent-ils être atroces? doivent-ils être homicides ? j'en prends pour juges les auteurs même de cette idée.

Il a été encore imaginé qu'on pourroit avoir un lieu de dépôt public pour les morts, où on les laiſſât en expérience pendant le temps qui ſeroit jugé convenable. Mais voici des difficultés qu'il faut pouvoir vaincre :

La premiere eſt que dans ce lieu commun de dépôt, des cercueils qui ne ſeroient pas couverts de terre jetteroient infailliblement de l'infeƈion dans l'air.

La ſeconde eſt que malgré cette infeƈion, il faudroit toujours que les corps fuſſent portés en terre par des hommes vivants.

Enfin, on a cité les uſages qui s'obſervent dans de certains pays ; il eſt toujours bon de les connoître ; & quand ils ſont utiles d'en profiter : mais il ne faut jamais oublier que ce qui convient à un climat peut ne pas convenir à un autre plus chaud ou plus froid, plus élevé ou plus bas, plus ſec ou plus marécageux.

ART. XXX.

Que comme l'uſage des pieux à ſonnette paroît être le moyen, non ſeulement le plus ſimple & le plus naturel, mais *le ſeul & unique*, par lequel il ſoit poſſible de ſouſtraire les hommes qui auroient été enterrés vifs aux horreurs de la mort ſépulchrale, il faut *néceſſairement*, ou adopter l'uſage des pieux à ſonnette ſépulchrale, ou *en trouver un meilleur*, ou nous laiſſer *TOUS* expoſés, comme nous le ſommes réellement, de l'avis des plus grands Médecins, à mourir de la mort des enterrés vifs.

Mort affreuſe pour ceux qui n'y ſont pas réſignés, comme on peut en juger, & par les idées que l'imagination peut s'en former, & par l'expérience qui nous apprend que les enterrés vifs qu'on a viſités trop tard ont été trouvés *ayant les poings rongés*, ce qui eſt la marque d'une eſpece de rage, dont l'hiſtoire de la nature ne fournit point d'autre exemple.

La perſpeƈive d'un ſort ſi affreux étant au reſte d'autant plus effrayante, que comme rien ne nous eſt moins connu, que le nombre, ainſi que les noms & qualités de ceux qui meurent d'une telle mort, à laquelle les perſonnes les plus jeunes, les mieux conſtituées & les mieux nourries, ſur-tout, ſi elles ſont vaporeuſes, ſont plus expoſées que les autres ; & qu'à l'exception des Princes & des Prélats qui font gardés affez long-temps après leur mort, pour être *à peu-près* à couvert d'un tel danger ; (s'entend à l'égard des Evêques, quand ils meurent dans leur Diocefe.) Il n'eft pas UNE SEULE TÊTE HUMAINE qui puiffe s'affurer qu'elle ne fera pas du nombre des victimes fépulchrales.

Or Cette confidération doit mettre un ton d'intérêt *fi perfonnel* & *fi univerfel* dans les vœux du public, pour l'établiffement des fonettes fépulchrales, que je ne faurois penfer que cet établiffement puiffe fouffrir ni lenteur ni difficulté, & que je fuis même perfuadé qu'eu égard *à la modicité de la dépenfe, qui étant une fois faite, le fera pour toujours*, il n'eft pas une Communauté paroiffiale cotifab!e, qui n'en fupporte volontiers la cotifation, pas une Fabrique à qui on permettra de percevoir (les pauvres exceptés) des droits proportionnés à cette dépenfe, qui ne s'y porte avec le plus grand empreffement.

Les conféquences du retard étant infinies pour ceux qui pouvant & devant faire ce bien, ne s'y porteroient pas avec la plus grande célérité.

ART. XXXI.

Que fi malgré des raifons fi fortes d'établir un fecours fi effentiel à l'Humanité, la propofition que j'en fais trouvoit encore des antagoniftes, fans chercher à contefter avec eux, je leur demanderois d'abord, fi pendant qu'on veille & qu'on garde les morts pendant des deux fois vingt-quatre heures, quand ils l'ont ordonné, à moins que la police, en cas d'infection, n'abrege les délais, LE DROIT DE NATURE, qui parle fi haut, quand il s'agit des plus grands intérêts de l'Humanité ne demande pas qu'on les garde *quelques jours de plus* dans la foffe, lorfque cette garde ne coûte ni peine ni argent, & qu'elle n'a aucune efpece d'inconvénient, & nommément du côté de l'infection.

Les grandes vues de la police de Paris, qui eft le centre des lumieres & des fecours, n'étant pas la regle par laquelle il faille toujours juger de ce que demandent l'intérêt des petites villes & celui des campagnes.

Enfin, par un argument que j'ofe dire à bout touchant, je demanderai aux contradicteurs de l'établiffement des fonnettes fépulchrales fi, malgré tous leurs beaux raifonnements, ils feront fâchés pour leur propre compte que, lorfqu'ils feront enterrés, il exifte auprès de leur corps des fentinelles, de piété. qui, quoique *automates*, veilleront tellement, pour ainfi parler, à leur préfervation du fort effroyable de la mort fépulchrale, qu'au moindre figne de vie qu'ils donneront par le plus petit mouvement de main, ces veilleufes fideles donneront pour eux l'alerte d'un fecours le plus prompt & le plus efficace.

Et comme il n'eft pas un feul homme raifonnable & parlant de bonne foi, qui ne convienne de la vérité de ce fentiment, l'Humanité gagne donc fa caufe contre les contradicteurs des fonnettes fépulchrales ; & la piété qui eft toujours reconnoiffante & fidele à ramener les chofes à leur vrai principe, en rendra fans doute des actions de grace à celui de qui vient toute lumiere, & de qui dépend auffi le fuccès de toute efpece de bien.

P. S. Il m'eft échappé de faire une remarque, c'eft que les Chapitres, Compagnies, Corps & Communautés (& même auffi les Fabriques) qui font fi capables de donner le branle à toute efpece de bien public, pourroient, pour l'intérêt des perfonnes qui les compofent, faire faire des pieux à fonnettes; la dépenfe de deux ou trois pieux, qui iroit à peine à un louis, n'ayant certainement aucune proportion avec un auffi grand intérêt que celui de la tranquillité de tous les membres d'une Compagnie fur un danger qui les menace tous, & dont la feule idée fait frémir.

Par M. F. G. Q. A. A. de Clermont. Du 9 mai 1787.

Permis d'Imprimer & diftribuer à Clermont-Ferrand, le 23 mai 1787. *CHAMERLAT*, Lieutenant-Général.

A CLERMONT-FERRAND,
De l'imprimerie D'ANTOINE DELCROS, Imprimeur du Roi.

QUELQUES MOTS DE PLUS,

SUR LES ENTERRÉS VIFS.

*P*Remier *mot.* Il en couteroit beaucoup, difent les gens prévenus, pour faire des pieux à fonnette.

Réponfe. J'ai fait faire un pieu à fonnette qui me coûte à peu-près *quinze francs*; la fonnette eft de cent fols.

On trouveroit aifément des entrepreneurs à *douze*;

Il en coûteroit *beaucoup moins*, fi on fubftituoit aux équerres de fer des équerres de bois;

Moins encore fi les fonnettes étoient moins fortes & les pieux plus minces & plus courts.

J'eftime qu'il faudroit un pieu pour chaque centaine d'habitans, & toujours deux pour la plus petite Paroiffe, ou pour une compagnie nombreufe, parce qu'il peut arriver deux morts dans le même temps.

La dépenfe des pieux à fonnette étant une fois faite, le feroit pour toujours, à cela près qu'il faudroit, après un certain nombre d'années, renouveller le bois du pieu.

Sur ce décompte on aura apparemment affez de pudeur & de refpect pour l'humanité, pour ne pas penfer tout haut que la dépenfe des pieux doive refroidir pour un auffi grand bien.

Second mot. Les moyens qu'on propofe, ont paru à quelques perfonnes d'une exécution difficile.

Réponfe. Eft-il d'abord difficile de commander des cercueils & des pieux à fonnette, de la forme que j'ai propofée? Et fi leur conftruction eft de quelque difficulté, *ce qui n'eft pas*, la difficulté n'eft-elle pas uniquement pour les ouvriers?

Eft-il d'ailleurs difficile, en ce qui regarde l'habillement, d'habiller les morts laïques en laïques, comme on habille les morts religieux en religieux, & les morts eccléfiaftiques en eccléfiaftiques? *A quoi on gagnera le fuaire.*

Eft-il encore difficile de mettre au fond du cercueil une fiole de bon vin aifée à déboucher, & un petit matelas de foin, ou au défaut de matelas, une litiere de foin qu'on ne plaindroit pas à un pauvre animal qu'on croiroit avoir quelque refte de vie?

Est-il enfin difficile d'attacher au poignet d'un homme un cordon de fonnette ?

De faire fortir ce cordon de fon cercueil, par un trou garni d'une virole de fer blanc ?

Et quand le cercueil eft dépofé dans la foffe, d'en tourner en haut le tuyau de refpiration ?

D'attacher le bout extérieur du cordon à une branche de l'équerre qui répond au battant de la fonnette ?

De jetter enfuite quelques pouces de terre fur le cercueil ?

De laiffer les chofes en cet état pendant le temps *iugé* néceffaire, pour s'affurer de la mort d'un demi-enterré ?

De voler à fon fecours, s'il le réclame par le tocfin fépulchral ?

Et s'il ne le réclame pas, de revenir à fon tombeau quand le temps de l'épreuve eft paffé ; & alors, fans rien remuer, & après avoir feulement jetté un coup d'œil fur le gobelet attaché à l'équerre, *pour s'affurer s'il eft au même état, & fi rien ne s'en eft épanché*, couper le cordon de la fonnette, retirer les inftrumens funébres, & combler la foffe ?

Comment perfuadera-t-on de bonne foi, que cette pratique n'eft pas fimple, qu'elle n'eft pas facile, qu'elle n'eft pas efficace, quelle n'eft pas naturelle ?

Or fi cette pratique fi aifée eft d'ailleurs *la feule propofable*, & par conféquent *la feule* par laquelle on puiffe procurer du fecours aux pauvres enterrés vifs, raffurer l'humanité *toute entiere* contre le plus effroyable de tous les dangers, & cela toujours fans le moindre inconvénient, puifque la prolongation *vraiment néceffaire* de la garde des morts, *qui dans la maifon feroit dangereufe*, n'a au cimetiere aucune efpece de danger ; quelle impiété comparable à celle de ne pas faire ufage d'un moyen que réclame fi haut le plus grand intérêt du genre humain tout entier !

Et que diroit-on de nous, fi la Providence ayant permis que cette lumiere de falut fe foit levée fur nous, (n'importe par qui) nous n'étions pas les premiers à en faire ufage ?

P. S. En ce qui regarde les morts des hôpitaux, ne pourroit t-on pas leur accorder par humanité, une feule planche fur laquelle ils feroient couchés tous habillés, la tête couverte de leur bonnet ou de leur chapeau, & un peu relevée par *ce qu'on voudroit*.

Et pour garantir, au défaut de cercueil, *par un empaille-ment qui ne coûteroit presque rien, au lieu que le suaire coûte quel-que chose*, pour garantir, dis-je, des corps qui ne seroient pas morts, de l'humidité de la terre dont ils seroient mal defendus par leurs habits usés & entrouverts, former avec une ficelle une chaînette de paille, dont on entoureroit la planche à laquelle elle seroit accrochée par quelques cloux.

Répandre un peu de foin sur le ventre du mort, & sur sa poitrine qui est la région du cœur.

Nouer par-dessus, & arrêter la paille de la chaînette.

Placer au-dessus du visage du mort *quand il est au cimétiere*, un cornet applati en forme de masque, lequel seroit ou de fer blanc, ou de terre, ou de paille tressée, & qui se termineroit en tuyau servant à la respiration, qui eût assez de hauteur pour surmonter la terre qu'on jetteroit par-dessus le corps ; on pourroit retirer ce cornet, si on vouloit le faire re-servir.

Et pour garantir les corps de la pluie & du grand froid, pla-cer sur chaque corps une espece d'abri formé par deux plan-ches unies ensemble par deux chevets ; abri qu'on rendroit portatif à l'aide de deux barres légeres avec lesquelles on le porteroit, & on le retireroit au temps convenable.

Et ne pourroit-on pas aussi mettre sous la main gauche de l'enterré une fiole de vin animé *en hiver* par un peu d'eau-de-vie ?

Et à sa main droite un cordon qui répondît à un pieu à sonnette qui coûteroit un écu une fois déboursé ?

Car les pauvres étant des hommes comme nous, ils ont le même droit que nous aux attentions d'humanité, puis-qu'ils sont les enfants du même Pere & du même Dieu.

Conclusion: si le danger d'être enterré vif est cons-tant ; si les événemens en sont malheureusement trop fréquens ; si le péril est pour tous également imminent ; si le mal dont ce péril nous menace, est infiniment grand ; si, par les moyens qu'on propose, le remede a un si grand mal est *infaillible & présent*, & si, enfin, ce même remede *n'a aucune espece d'inconvénient*, en quelle humanité peut-on ne pas se hâter d'en procurer le secours à toutes les têtes hu-maines ?

Or quand l'intérêt *général* de l'humanité, *dont on fait*

foi-même partie, & celui des pauvres qui en font une portion fi chere à un cœur véritablement citoyen, demandent essentiellement un ordre économique, *auffi aifé à établir*, quels feroient les hommes affez peu humains pour s'y refufer ?

Nota. Quelques perfonnes prétendent que la mort eft indubitable, lorfqu'on ne fent point une incifion faite au talon.

Mais cette prétention n'eft qu'une idée dont on *veut* faire une affertion, fans *pouvoir* en donner la preuve.

Les paralitiques ne fentent point ; les gangrenés encore moins ; les morts apparents ne peuvent-ils pas être infenfibles?

Ainfi, malgré les préoccupations auxquelles il feroit fort étrange qu'on fit céder le bien de l'humanité, *qui fans doute feroit ailleurs mieux traitée*, il faut convenir que ce n'eft qu'après une prolongation de la garde des morts, jufqu'au temps où le retour à la vie ne peut plus avoir lieu, que la mort eft indubitable, & que l'Humanité ceffe d'être expofée à la mort des enterrés vifs.

Permis d'Imprimer & diftribuer à Clermont-Ferrand, le 25 Juillet 1787. CHAMERLAT, *Lieutenant-G énéral.*

Du 26 Juillet 1787.

A CLERMONT-FERRAND,
De l'imprimerie D'ANTOINE DELCROS, Imprimeur du Roi.

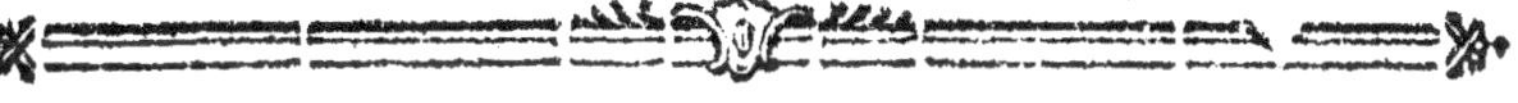

ADDITIONS

Au Mémoire sur les Enterrés vifs.

CEs additions sont de trois sortes, les premieres sont des solutions, les secondes des observations, les troisiemes des voies d'exécution.

SOLUTIONS.

Ire. *Objection.* Il m'a été opposé que dans les temps de grand vent, les sonnettes sépulchrales ne seroient point entendues; voici mes réponses :

La premiere, est qu'il n'est aucune espece de bien public ni particulier qui n'ait ses contre-temps.

La seconde, est que celui ci n'ayant lieu que dans les temps de grand vent, dans tous les autres, l'usage des sonnettes seroit donc utile.

La troisieme, est que les grands vents, bien loin de diminuer, augmenteront au contraire l'effet des sonnettes, lorsqu'ils en porteront le son vers le côté où il existe des habitations.

La quatrieme, est que les grands vents ayant de petits intervalles fréquents, il y auroit toujours des moments où les sonnettes sépulchrales seroient entendues.

La cinquieme, est que dans les cas extraordinaires de grand vent, on pourroit faire veiller les cercueils par des sentinelles, dont la corvée ne seroit point à charge lorsque, à titre de charge publique, chacun monteroit, *ou feroit monter* cette espece de garde à son tour.

2e. *Objection.* On a prétendu que quand un corps tenu pour mort, après avoir été roide devient flexible, son état de flexibilité est un signe de mort dont l'infaillibilité rend l'usage des sonnettes inutile.

Réponse. Quand un corps est réellement mort, la flexibilité qui succede à la roideur des membres marque un second état de mort qui est la confirmation du premier, & qui est l'avant-coureur du troisieme qui est la dissolution.

A

Mais quand un corps n'est pas mort, quoiqu'il paroisse l'être, la flexibilité qui est la propriété des corps vivans, peut-être un passage de l'état de mort apparent à l'état de vie.

D'où il est aisé d'entendre que la flexibilité pouvant être dans un des deux cas un signe de mort, & dans l'autre un signe de vie, l'incertitude de l'état auquel répond la flexibilité qui succede à la roideur ne permet pas de la regarder comme un signe de mort *infaillible*.

3e. *Objection.* Si on établissoit dans les cimetieres des pieux à sonnette, il se trouveroit des hommes licentieux, qui, par la seule envie d'inquiéter & de nuire, feroient bruir les sonnettes & donneroient de fausses alertes d'enterrés vifs.

Réponse. On pourroit d'abord prévenir ces désordres, en élevant, crépissant & garnissant de verres les murs des cimetieres.

On pourroit encore les découvrir par des récompenses accordées aux dénonciateurs aux dépens des dénoncés.

On pourroit enfin les réprimer, soit par des inflictions de peines corporelles, soit par des emprisonnements dont la rigueur où la longueur fît expier ces sortes de déportements, qui, au reste, pourroient être instruits & jugés à l'extraordinaire comme des perturbations du repos public.

4e. *Objection.* Il m'a été reproché d'avoir voulu *trop dire* sur le sujet que j'avois à traiter; mais un certain complet d'idées & de dessein, ne doit-il pas se trouver dans un écrit qui est dans le genre des Mémoires Académiques ?

5e. *Objection.* On a prétendu qu'un enterré vif à qui on mettroit un cordon dans la main, ne sauroit pas pourquoi on le lui a mis.

Réponse. Quand un enterré vif ne sauroit pas dans le premier moment de son retour à la vie, l'usage du cordon qu'il auroit à la main, pourroit-il ignorer long temps ce que lui apprendroit le premier mouvement de main, & ce que l'usage des sonnettes une fois établi lui rappelleroit infailliblement.

6e. *Objection.* Dans le temps du premier sommeil les sonnettes pouvant ne pas être entendues, leur secours se trouveroit alors inutile aux enterrés vifs.

· *Trois réponses à cette objection.* La premiere, est que le temps du premier sommeil n'étant pas le même pour tout le monde, le bruit des fonnettes feroit infailliblement entendu par quel-qu'un.

La feconde, eft qu'un peu de patience à attendre que les temps du premier fommeil fût paffé, feroit le remede à cet inconvénient.

La troifieme, eft qu'avec un peu d'imagination, le moyen de contenter fur ce point les plus difficiles, ne feroit pas *introuvable* : ce feroit d'attacher à une des mains de l'enterré vif un cordon qui feroit tirer un moufquet, ou une efpece de coulevrine fortement chargée, qui éveilleroit tout le monde & qui feroit dès-lors entendre le tocfin fépulchral ; mais en offrant cette idée je ne prétends pas en faire une propofition bien férieufe. 7.

Remarque. Comme il arrive fouvent que les mauvais perfiflages refroidiffent le public pour les meilleures chofes, je me permettrai, fans nommer les perfonnes, d'en raconter un *bon* qui me difpenfera de refuter les mauvais.

Il y a quelques jours qu'une de ces perfonnes du fexe à qui, des qualités perfonnelles jointes à une haute naiffance, donnent en quelque forte le droit dire tout ce qui leur plaît me dit fur un ton de naïveté & de gaieté, qui n'avoit rien de défobligeant, que mon idée paroiffoit fort bonne, mais qu'au premier abord, elle n'avoit pù s'empêcher d'en rire ; eh bien, Madame, lui répondis-je, riez en encore, j'y confens, je me prêterai à la plaifanterie, & j'en rirai comme vous. Mais fi le moyen qui nous auroit fait rire'eft cependant LE SEUL ET L'UNIQUE qui puiffe tirer une tête humaine, & vous tirer vous-même, Madame, fi vous aviez le malheur d'être dans le cas, de la fituation effroyable d'être encaiffée vive dans une foffe de fix pieds, fans aucune efpérance de fecours, & d'être expofée à y mourir enragée, en eft-il moins indifpenfable *de fe hater* de procurer à l'humanité dont vous faites partie un fecours fi effentiel à toutes les têtes humaines ? Il fallut convenir que j'avois raifon, & on le fit de bonne grace en préfence de quatre perfonnes qui furent du même avis, dont l'une titrée & portant un nom fort connu à la Cour.

OBSERVATIONS.

A

Je dois remarquer qu'ayant fait conftruire un pieu à fonnette d'une grandeur naturelle, il m'a paru ainfi qu'à l'ouvrier,

(4)

qu'un équerre qui entreroit en pointe dans le pieu n'auroit pas toute la folidité que demande la fonction de porter une forte fonnette ; en conféquence, nous avons fubftitué à l'équerre à pointe une équerre à écharpe, dont les deux pates tiennent au pieu par quatre clous à vis.

B

On peut ajouter aux attentions que je propofe qu'on ait pour les morts, celle de leur donner une chemife de ferge ou de molleton de laine.

C

On peut auffi dans les temps pluvieux mettre une efpece d'angard de toile cirée fur la foffe.

D

On peut encore faire mieux : c'eft de former dans les cimetieres un quartier de réferve couvert par une efpece de halle, où on enterreroit ceux qui paieroient un droit de fépulture, dont les fonds feroient employés au foulagement des pauvres, ou aux befoins de la Fabrique.

Lieu dans lequel les foffes feroient féparées & diftantes l'une de l'autre, & même marquées par des croix de bois, d'environ quatre pieds de hauteur, fur lefquelles feroient écrits les noms des perfonnes & la date de leur fépulture.

E

Je me permets à peine de remarquer, tant la chofe eft fous entendue, que les vues de ce Mémoire ne s'accordent pas avec l'ufage de tirer dans la foffe des Militaires cette multitude de coups de fufils, dont je ne fuis pas affez habile pour deviner le motif, ni pour juftifier la falve funebre, mais dont il me femble que les explofions multipliées peuvent tuer un demi mort, ou ne rappeler à la vie celui qui auroit befoin d'un tel reveil, que pour le replonger dans les horreurs de la mort fépulchrale.

F

Il a été mis en doute fi dans une certaine ville que je ne nomme pas, une quête qui auroit pour but de recueillir de quoi fournir à la conftruction d'un certain nombre de pieux à fonnette, produiroit les fonds néceffaires à cette conftruction ; je regarde ce doute comme trop injurieux, & j'aime à croire que cette quête produiroit beaucoup plus qu'on ne penfe.

(5)

G

Quelques perfonnes avoient d'abord penfé qu'une défenfe d'enterrer les morts avant quarante-huit heures mettroit ordre à tout ; mais par réflexion, on a fenti, d'une part, que quarante-huit heures pourroient ne pas fuffire aux preuves de la mort; & d'autre part, qu'un retard général de deux fois vingt-quatre heures, ou même de trente-fix, pourroit mettre l'infection dans les lieux habités.

Au lieu que l'ufage de tenir en expérience pendant quelques jours des cercueils où les corps feroient prefque auffi bien que dans leur lit, & où la terre qui les couvriroit, les empêcheroit, s'ils étoient morts, d'infecter les vivants, fans les empêcher s'ils étoient vivants de fe tirer de la région des morts, EST UN USAGE qui fatisfait parfaitemeut & *fans aucun inconvénient* à TOUT ce que demande l'intérêt de l'Humanité ; ce qui me conduit à une réflexion de la plus grande vérité.

C'eft qu'attendu la différence infinie qu'il y a entre le Sujet qui propofe, & le Souverain qui difpofe & qui procure le bien, la Puiffance Souveraine de France à qui, par une loi naturelle, appartient après DIEU toute lumiere économique qui fort de fes Etats, pourroit, en élevant celle-ci qui met en évidence la néceffité & l'efficacité des cloches fépulchrales pour la délivrance des enterrés vifs, DEVENIR LA LIBÉRATRICE du Genre humain, foit parce ce qu'elle délivreroit les vivants de l'infection contagieufe des corps morts, qu'on ne feroit plus obligé de garder fi long-temps, foit parce que l'ufage des pieux à fonnettes étant une fois établi, perfonne ne feroit expofé à mourir de la mort des enterrés vifs.

H

Ce qui rend fur ce point mes vœux plus ardents, c'eft que depuis que mon écrit eft fous preffe, & que le public en a été inftruit, il m'eft arrivé, pour ainfi dire, de toutes parts, une multitude de faits plus frappants les uns que les autres.

Et ce qui ajoûte à ce fentiment, ce font les chofes que j'ai ouï dire à un Médecin parent qui avoit été curateur de ma mere, (M. Emmanuel Gaumet, qu'il ne faut pas confondre avec fon fils, mort en 1770.) Je n'ofe rapporter fur ce fujet les façons de penfer de ce Docteur, tant elles font effrayantes ; mais comme cet Homme fi frappé du grand nombre des enterrés vifs, étoit regardé comme un des plus grands Médecins du Royaume, qui avoit même le mérite d'être un grand

Anatomiste , fort respecté par M. Petit , & ami particulier de MM. Chicoineau , Dumoulin & Sylva qui en faisoient le plus grand cas ; on entend de quel poids est l'avis d'un si grand maître sur un sujet si intéressant & qui étoit si intimément de son reffort.

Après ces observations je passe aux voies d'exécution.

VOIES D'EXECUTION.

Il en est de privées qu'on peut se procurer à soi-même par des dispositions entre vifs ou à cause de mort , ou qui peuvent être suppléées par le vœu des héritiers, des donateurs, ou des parents ou amis particuliers.

Il en est encore de *demi publiques* qui peuvent être obtenues par des délibératoires des Chapitres, Corps & Communautés. Mais les unes & les autres ne sont proprement que des voies particulieres : voici quelles sont les publiques.

A

Le profond respect dû à la Majesté Royale fait entendre que la premiere de toutes est l'envoi de ce Mémoire à la Cour ; ce qui est un hommage de devoir indispensable.

B

Je regarde aussi comme un devoir de bienséance d'envoyer ce Mémoire aux principaux Officiers des Cours qui ont la haute Police.

C

Il me paroît aussi de la plus grande convenance d'en faire passer à MM. les Intendants des Provinces , comme à ceux qui sont le plus en état de le répandre , sur-tout en le faisant imprimer chacun dans son département. . . . . .

Et en le communiquant aussi aux Académies , que leurs lumieres & un certain courage philosophique qui éleve l'homme au-dessus des préjugés, rendent singuliérement propres à accréditer les nouveaux usages , lorsque l'intérêt de l'Humanité le demande essentiellement.

D

Enfin , l'annonce & l'insertion de ce Mémoire dans les Journaux & dans les feuilles publiques de l'Europe , est une voie trop connue & trop accréditée pour qu'il soit besoin de l'indiquer, sur-tout dans une affaire MAJEURE, où les points d'intérêt sont infiniment instans , & de la derniere clarté.

Quant à la maniere d'effectuer l'ordre économique de ce Mémoire , voici les propofitions très-fimples que j'ai l'honneur de faire :

1ere. Propofition. C'eft que dans tous les pays où on prendra ce mémoire en confidération , on faffe conftruire un pieu à fonnette & un cercueil de la forme propofée ; qu'on charge une perfonne fage & raifonnable de les montrer à toutes les perfonnes qui fe préfenteront, & finguliérement aux ouvriers.

Et qu'enfuite on les dépofe en lieu fermé & éclairé , où ils puiffent être vus & examinés comme *des modeles publics* fur lefquels on puiffe en conftruire de femblables.

2e. Propofition. C'eft que le public étant inftruit, & à portée de fentir ce que demande le bien de l'Humanité , les Fabriques où les Corps paroiffiaux s'affemblent & délibérent fur l'entreprife de faire conftruire des pieux à fonnettes dans le nombre néceffaire au fervice public.

Dépenfe au refte dont la modicité ne peut rebuter les plus pauvres , fur-tout fi on leur attribue quelques droits dont la perception les indemnife de la dépenfe (les pauvres étant fans doute exceptés) , & le réglement étant fait par ceux à qui il appartient de le faire.

3e. Propofition. C'eft que quand l'ufage des pieux à fonnette fera établi , ou qu'il aura été jugé avantageux , les premiers Juges royaux , foit pour en procurer & aider l'établiffement , foit pour en policer l'ordre économique , en attendant ce qui fera réglé par la premiere Puiffance de l'Etat , ou par fes Cours ayant la haute police , ordonnent *provifoirement* fur les conclufions du miniftere public , CE QU'ILS JUGERONT A PROPOS , foit au regard des Curés & des Corps paroiffiaux , foit au regard des particuliers , foit au regard des ouvriers , foit au regard des foffoyeurs.

Et d'abord , *à l'égard des Curés & Corps Paroiffiaux* , 1°. En les obligeant à faire conftruire des pieux à fonnette , dont la dépenfe feroit prife fur leurs revenus communs, ou payée par voie de rôle exécutoire , comme en matiere de police , les pauvres toujours exceptés. 2°. En attribuant auxdites Fabriques , Marguilleries , Corps paroiffiaux, des droits proportionnés à cette dépenfe. 3°. En les obligeant à obferver tout ce qui leur feroit prefcrit fur ce fujet , & généralement tout ce qui peut regarder le Curé ou les Fabriciens dans la pratique du nouvel ufage.

(8)

A l'égard des particuliers, en les obligeant 1°. A conftruire des cercueils à deux batants ouvrants & fermants par des charnieres de fer, percés où ils doivent l'être, & fournis de matelats de foin, de cordon de fonnette & de tout ce qui feroit jugé néceffaire. 2°. A y faire dépofer *au temps prefcrit*, les corps vêtus & couverts, ayant la refpiration libre, & ayant fous leur main gauche une fiole de bon vin *aifée à déboucher*, &c.

A l'égard des ouvriers, en leur faifant défenfes de clouer les cerceuils & d'en conftruire d'une autre forme que celle qui aura été adoptée.

Enfin, *à l'égard des foffoyeurs*, en leur enjoignant, 1°. De placer des pieux à fonnette dans les foffes fépulchrales à la droite des cercueils, vis-à-vis du trou d'où fort le cordon à fonnette, *tendu comme il doit l'être*, & à la proximité convenable.

2°. De mettre au cercueil le refpiratoire bien lavé dans l'eau chaude & le vinaigre, en le tournant en bas lorfque le cercueil n'eft point dans la foffe, & en le tournant en haut quand il y eft.

3°. De placer les deux extrêmités des cercueils fur des pierres ou fur des bouts de foliveaux, afin de les garantir de l'eau.

4°. D'avoir la plus grande attention à ce que la terre qu'ils jetteront fur le cercueil à la hauteur qui leur fera prefcrite, ne bouche ni le refpiratoire, ni le trou du cordon de la fonnette, ni la targette en couliffe qui fera couverte de toile.

5°. De veiller à ce qu'il n'entre point dans les cimetieres, fur-tout *pendant la nuit*, des gens qui puiffent troubler l'ordre *fevere* qui doit y régner, & notamment *les enfants & les adolefcents*.

6°. D'appeler, quand le temps de l'épreuve fera paffé, deux témoins, le Curé ou les Vicaires étant auffi avertis (ainfi que les familles *notables*,) & en la préfence des deux témoins, s'entend graves, & *non camarades defdits foffoyeurs*, couper le cordon de la fonnette, retirer le pieu & le refpiratoire & combler la foffe.

7°. De dépofer l'attirail funebre en lieu fermé fous clef, & d'ailleurs *aéré*, afin que les inftrumenrs funebres foient toujours en état de fervir; (a quoi les foffoyeurs feront tenus de veiller & d'en rendre compte au Curé,) & afin qu'ils ne contractent d'ailleurs aucune odeur ni aucune qualité malfaifante.

8°. D'accourir en tout temps quand il y aura lieu , & avec la plus grande diligence au secours des enterrés vifs , à peine d'en répondre en toute rigueur.

Tout Citoyen étant au reste obligé par une loi naturelle de concourir selon son pouvoir, à la délivrance d'une tête humaine , qui est en péril.

7.
ACCÉLÉRATION.

Elle ne peut être trop prompte, dans une affaire aussi majeure , aussi claire , aussi dégagée de toute espece d'inconvénient , aussi personnelle à toutes les têtes humaines ; lorsque le retard éloigne le secours , lorsqu'il peut faire d'effroyables victimes , & lorsque enfin le secours essentiellement dû à l'Humanité est tellement le seul & l'unique qu'on puisse lui procurer , qu'à moins qu'on ne se joue de la vie humaine & de la perte éternelle des ames , ce qui ne peut se penser ; il faut se hater, autant de régler ce qu'il y a à régler , que d'exécuter ce qu'il y a à exécuter.

P. S. Ceux qui craindront la dépense n'auront qu'à suspendre la sonnette à un liteau de bois dur , engravé & chevillé dans le pieu , & attacher l'équerre mobile à un autre liteau dans une position qui le fasse répondre au batan de la sonnete.

RESULTAT.

Comme la garde des morts est absolument nécessaire pour s'assurer de leur état ; & comme il est constant qu'une garde trop longue a l'inconvénient d'infecter les vivants, & une garde trop courte, celui d'exposer des hommes à l'horreur du sort d'une mort sépulchrale ; c'est pour éviter ces deux inconvénients, qu'on propose l'épreuve passagere d'une demi-sépulture, par le moyen de laquelle tout le monde sera parfaitement à couvert de l'un & l'autre danger.

Permis d'Imprimer & distribuer à Clermont-Ferrand , le 23 Juin 1787. **CHAMERLAT**, *Lieutenant-Général.*

A CLERMONT-FERRAND,
De l'imprimerie D'ANTOINE **DELCROS**, Imprimeur du Roi.

DERNIERES OBSERVATIONS

SUR LES ENTERRÉS VIFS.

I.

JE crains de m'être trompé, quand j'ai dit qu'il faudroit un pieu à fonnette pour chaque centaine d'habitans;

Par reflexion, je croirois que quatre ou cinq pieux fuffiroient pour mille.

I I.

Ceux qui craindroient la dépenfe ne pourroient-ils pas, au lieu de fonnettes de fonte, fe fervir de timbres de fer fondu, ou de fer *forgé & trempé* ?

Ne pourroient-ils pas auffi fe fervir de clochettes de verre *à battan de bois*, en leur donnant une certaine épaiffeur ?

I I I.

OBSERVATION PRINCIPALE.

La multitude confidérable des faits d'enterrés vifs rendant incontestable la poffibilité que *les morts apparents* des hôpitaux ne foient pas *des morts réels*, le devoir d'humanité qu'il n'eft permis à perfonne de décliner, *bien moins de braver*, demande fans aucun doute *qu'en attendant que la mort apparente foit confirmée*, les morts apparents foient traités comme des hommes *peut-être vivants*, puifqu'ils peuvent l'être, & que des apparences non confirmées, ne font que des préjugés, & non pas des certitudes.

Or quelle eft la conféquence de cette regle fi inviolable ?

C'eft que, comme les corps vivants, ou qui peuvent l'être, ne font faits, ...

Ni pour être mis en terre au - deffus ni au - deffous des corps morts,

Ni pour être enfouis prefqu'à nud dans la boue ou dans la terre humide,

Ni pour être suffoqués d'une maniere violente, par la rre qu'on leur jette sur le corps entravé par un suaire,

Ni pour être exposés, étant sans cercueil, à toutes les rigueurs des frimats, & en patriculier de la pluie dont leur fosse est souvent inondée,

Ni enfin pour être, en cas de retour à la vie, abandonnés, sous terre, au désespoir d'une mort forcée, pendant qu'il existe des moyens *faciles* pour les en retirer. . . .

Il y a lieu de croire que l'administration des hôpitaux, convaincue de l'injustice & de l'inhumanité qu'il y auroit à laisser des hommes, *qui peuvent être vivants*, exposés à de telles rigueurs, s'empressera à faire usage des moyens qui peuvent les leur épargner ; c'est dans cette persuasion que je vais présenter avec plus de développement que je n'ai fait dans mon dernier écrit, des vues de la plus grande simplicité.

I V.

La premiere, est qu'on accorde à l'avenir à tous les morts des hôpitaux, une planche de sapin seule, sur laquelle ils soient couchés, revêtus de leurs habits, & couverts de leur bonnet ou de leur chapeau, les organes de la respiration, ainsi que les mains & les pieds libres.

La seconde est que, pour tenir lieu aux pauvres des hôpitaux du cercueil de planches qu'on est hors d'état de leur accorder, on leur donne un cercueil de paille qui les garantisse, autant qu'il se peut, s'ils sont vivants, de l'humidité du tombeau.

Cercueil qui ne coûtera presque rien, puisqu'il se réduira à une chaînette de paille ficelée qui entourera le corps depuis les épaules jusqu'aux pieds ;

Et qui couvrira même, par cette espece de sur-tout commun à tous les pauvres, la différence de leurs habits qu'il n'est pas sans inconvénient d'exposer aux yeux des personnes qui peuvent assister à leur sépulture ;

A quoi la piété des parens, des amis, *& même des* hôpitaux pourra ajouter environ trois quarts d'aune de grosse toile qui, étant partagée en deux lais ajustés & cousus par leurs bouts, formeront un demi-suaire qui couvrira la misere de la paille, & donnera au convoi plus d'honnêteté & de décence.

Bien entendu que, lorsqu'un hôpital peu riche aura fourni à ses frais ce demi-suaire, il pourra le faire retirer de dessus le corps mort avant qu'on jette de la terre par dessus.

A moins que l'enterré ne foit un eccléfiaftique , ou une perfonne édifiante & de piété reconnue , ou un bas-officier, ou un foldat décoré de la marque du fervice , ou un homme de famille notable, ou enfin un homme à talents qui aura été utile à la fociété ; ces exceptions étant , ce me femble , d'équité naturelle.

La troifieme vue eft qu'on place au - deffus de chaque tête d'enterré , jufqu'au temps où fa mort fera confirmée, un refpiratoire ou une efpece de couvre-tête.

Je l'avois propofé de la forme d'un cornet , mais comme la reflexion rectifie l'imagination , j'en ai fait faire un de quinze pouces de hauteur fur douze de largeurqui a la forme d'un boiffeau , ou d'un mortier renverfé , & bombé par deffus.

Ce couvre-tête eft percé dans fa fommité par une ouverture ronde d'un pouce de diametre , ou environ , fur laquelle s'éleve un tuyau de la même largeur & de deux à trois pouces de hauteur , afin que ce tuyau furmonte la terre , & procure de l'air à l'enterré vif.

Enfin ce couvre - tête eft tranché par le bas , à-peu-près comme le font les plats à barbe , afin qu'il ne porte point fur le cou , à quoi il faut donner , *à caufe du danger d'étran-glement* , les plus grandes attentions.

J'avois propofé de conftruire ce refpiratoire en fer blanc, en terre , ou en paille treffée ; je l'ai fait conftruire en ofier ; & on entend de refte qu'il peut l'être en bois , en fer de de taule & en toute autre matiere.

Et qu'on n'imagine pas qu'il y ait quelque danger d'infec-tion à craindre lorfqu'on retirera ce refpiratoire.

Car comme ce refpiratoire fera couvert de terre , qu'on pourra même y faire abonder tant qu'on voudra , il eft in-faillible que quand , le foffoyeur placé en arriere de la tête du mort , retirera à lui cet inftrument funebre à l'aide d'une corde *attachée à demeure* au tuyau dont il fera furmonté , la terre amoncelée fe précipitera dans l'inftant même fur la tête du mort dont le foffoyeur verra à peine le vifage, ou n'aura befoin que de jetter par deffus une pélée de terre, pour le dérober pour toujours aux yeux des vivants.

La quatrieme vue de reforme eft qu'on mette à la main droite de l'enterré pauvre , comme de l'enterré riche, un cordon, qui répondra à la fonnette d'un pieu placé à côté de lui ; & sous sa main gauche une fiole de bon vin qui, à l'aide d'une ficelle , pourra être aisément retirée.

La cinquieme vue est que , pour mettre à couvert de la pluie , des corps dont la mort ne sera pas encore confirmée, on place sur chaque corps un abri formé par deux ou par quatre planches clouées aux deux chevets des extrémités ; bien entendu que , les jours d'épreuve étant passés, on retirera ces especes d'abris ou de couvre-cercueils qui pourront servir au même usage pendant plusieurs années.

Telles sont les vues que j'ai l'honneur de proposer aux administrations des maisons de charité.

V.

Je ne parle au reste qu'à celles qui ne donnent point de cercueils à leurs morts.

Car pour les autres, elles sont dans la classe générale des personnes à qui j'ai adressé la proposition de faire usage des cercueils à deux battans & des pieux à sonnette ou des brancards à cloche , dont j'ai décrit la forme & les usages dans les mémoires précédents.

V I.

Un seul point sur lequel je me permets de revenir pour en rendre la vérité & les applications plus sensibles , c'est qu'en raisonnant sur un état de mort indécis , & qui n'est pas confirmé , il faut raisonner des hommes qui se trouvent dans cet état *comme s'ils étoient vivants* , parce que dans le vrai ils peuvent l'être, & que de cette possibilité *réelle* naît un motif de justice *de la plus grande réalité.*

Or quel est ce motif ? c'est que des hommes *qui peuvent être vivants* devant être traités comme tels , & en conséquence préservés ou délivrés des maux, dont les vues qu'on propose sont précisément le préservatif ou le remede ; & qu'entre les deux partis d'adopter ou de rejetter les vues proposées, il y a même cette différence que , si on les rejette, on peut se rendre responsable de tous les maux qui peuvent en arriver ; au lieu que si on les adopte, on ne répond de rien, on a la conscience dégagée & on a même la satisfaction de rendre à l'humanité tout ce qui est dû à l'humanité, ce qui est une vraie jouissance pour une ame sensible , &

pour un cœur véritablement citoyen ; le parti le plus sûr & le plus sage , & même le seul juste , est donc celui d'adopter des vues préservatives ou remédiales , dont la simplicité , l'efficacité & le dégagement de toute espece d'inconvénient sont regardés comme incontestables.

V I I.

Une chose que je n'accoutume point , moi qui ai vécu dans de meilleurs temps , c'est que , pendant qu'on saisit si avidement les nouveautés commodes & agréables , on se montre si lent à faire usage des moyens de préservation & de délivrance les plus intéressants pour l'humanité , & dont l'intétêt est même personnel à TOUTES les têtes humaines.

On se pique cependant d'être humain , on est certainement égoïste ; d'où vient donc qu'on agit comme si on ne l'étoit pas ?

Je pourrois sur cela dire *le fin mot* , mais ce n'est pas à *moi* qu'il convient de le dire ; il vaut bien mieux croire que l'esprit de lenteur vient de la difficulté qu'il y a toujours à faire prendre de nouveaux usages ; & il vaut encore mieux , *en faisant ce que je puis* , remettre *ce que je ne puis pas* , entre les mains *de celui qui peut tout* , & dont la Providence toujours sage conduit tout à ses fins , & peut , quand il lui plaît , faire *vaincre le mal par le bien*.

R E S U M É   F I N A L.

Si la mort des enterrés vifs est affreuse , si les accidents en font malheureusement trop communs , si une demi-sépulture *de quelques jours* , pendant lesquels on met un pieu à sonnette à la portée d'un enterré , en est le remede unique, simple & infaillible , en quelle raison & en quelle humanité pourroit-on ne pas recourir à l'usage d'un moyen qui intéresse le genre humain tout entier !

Permis d'imprimer & distribuer à Clermont-Ferrand , le 3 Août 1787. CHAMERLAT , Lieutenant-Général.

Relegi, die 5 & 6 Augusti. Q.

Du 14 Août 1787.

A CLERMONT-FERRAND,

De l'imprimerie D'ANTOINE DELCROS, Imprimeur du Roi.

COMPLEMENT

Des dernieres observations sur les Enterrés vifs.

I.

Il m'est parvenu dans les derniers jours du mois de décembre 1787, un écrit imprimé à Paris dans la même année (chez de Bure, rue Serpente) lequel est intitulé *La vie de l'homme respectée & défendue dans ses derniers temps, ou Instruction sur le traitement qu'on doit aux morts.*

Cet Écrit, dont l'Auteur est M. Thierri, célebre Médecin de Paris, est dédié au Roi.

Il est approuvé avec de grands éloges, non-seulement par le Censeur royal, mais par trois Docteurs de la Faculté de Paris, dont l'un Membre de l'Académie des Sciences, mais, ce qui est encore plus considérable, par le Corps entier de cette Faculté, une des plus éclairées de l'Europe, & composée en partie de Docteurs de la Faculté de Montpellier.

Cet écrit, d'ailleurs, est une confirmation de ce qui a été pensé & écrit par les hommes les plus éclairés du corps honorable de la Médecine, auquel on doit la justice, qu'il est de tous les corps, devoués à la conservation de l'Humanité, celui qui a rendu le plus de lumiere, & fait paroître le plus de zèle pour la préserver du sort effroyable des enterrés vifs.

Or parmi ces écrits dont j'ai lu quelques uns au temps où j'étois chargé du Secrétariat perpétuel d'une Académie, je m'en ai point trouvé qui m'ait paru, ni aussi lumineux, ni aussi marqué que celui-ci au coin du zèle.

Car ce beau feu devenu si rare dans ces derniers temps, y brille de toutes parts ; les pensées de l'Auteur se pressent, se multiplient ; il semble qu'il veuille tout dire à la fois ; rien n'échappe à ses attentions, il embrasse tout, il prévoit tout ; le ton noblement négligé de son style annonce un livre DE CHOSES, un trésor d'érudition & de sagacité, mais singuliérement, je le répete, un admirable fond de zèle.

A

pour les intérêts de l'Humanité, que ce digne Docteur voudroit, autant que cela est possible, retenir dans la région des vivants, étendant même sa sollicitude jusques dans la région des morts qui est le tombeau, & paroissant craindre que malgré toutes les précautions qu'il indique, il n'y ait encore des morts sépulchrales.

I I.

En ce qui regarde l'ordre économique qu'on peut établir, pour prévenir ces évenements sinistres, ou pour les rendre plus rares, M. Thierri en propose un qui paroît d'abord naturel, & qui est même le premier qui se présente à l'esprit, mais qui a des inconvénients que l'Auteur lui-même paroît sentir.

C'est d'établir un lieu de dépôt public, où on soit à portée d'observer les morts, & où on les tienne en expérience pendant un temps suffisant avant leur inhumation.

Mais si cette idée a dans l'exécution des difficultés & des inconvénients, même considérables, il faut sans doute les faire connoître, ce qui est un premier point à éclaircir.

Et si cette même idée, combinée avec les vues savantes de M. Thierri, conduit à adopter l'usage des pieux à sonnettes, tel que je l'ai proposé, la discussion de ce point en fait un second qu'il faut éclaircir.

Enfin, comme les inquiétudes savantes & expérimentales d'un aussi grand maître que M. Thierri, & celles de ses illustres confreres, m'ont fait chercher à y satisfaire, & m'ont fait ajouter à ce que j'ai déjà écrit les vues qui m'ont paru les plus propres à répondre aux vœux d'un Doctorat aussi éclairé, ce dernier point en est un troisieme qu'il faut encore éclaircir.

Je le traiterai, ainsi que les deux autres, avec la modestie qui convient à mon ignorance.

I I I.

Ier. POINT A ECLAIRCIR.

Les difficultés & les inconvénients que peut avoir l'établissement des lieux de dépôt public pour les corps morts.

A

Il faut d'abord trouver un local propre à ce dépôt, ce qui ne sera pas toujours bien facile.

(3)

B

Ce local trouvé, il faudra, ou le louer, ou l'acquérir, ou le conſtruire, ou le réparer.

Mais où prendra-t-on les fonds néceſſaires de ces dépenſés ? ils ſurabondent à Paris ; il n'en eſt pas de même des Provinces, ni ſur-tout des lieux peu conſidérables.

C

Il faudra de plus, établir dans chacun de ces lieux de dé- pôt, un Concierge, le payer & le loger convenablement.

D

Et comme ces lieux de dépôt ſeront des théatres d'obſer- vation & d'expérience, il faudra de plus leur donner des obſervateurs ou des inſpecteurs attitrés.

E

Or ceux qui ſeront chargés de cette commiſſion y feront- ils toujours bien propres ?

Car pour s'en acquitter, il faut de la capacité, de l'atten- tion & de la conſtance.

Et pour obtenir que l'inſpection ſoit telle qu'elle doit être, il conviendra d'accorder à l'inſpecteur, pour chacun des morts revenus, une gratification intéreſſante.

F

D'ailleurs ceux qui ſeroient propres à la commiſſion, vou- dront-ils s'en charger ?

G

On pourroit à la vérité la faire faire à tour de rôle dans les villes où il y a College de Médecine ou de Chirurgie, mais outre que ces villes à College ne ſont pas fort nom- breuſes, cette corvée ne paroitroit-elle pas trop aſſujettiſ- ſante ? & ne prétexteroit-on pas même pour s'en diſpenſer, qu'elle prendroit ſur le ſervice des malades ?

H

Je n'ai pas parlé de l'incommodité du voiſinage de ces lieux de dépôt, il n'eſt perſonne cependant qui n'en crai- gnît le déſagrément ; en tous cas, il eſt toujours bon d'en faire la remarque : mais en voici d'autres bien plus conſi- dérables.

Autres inconvénients.

I

Il eſt des perſonnes en place qui ſont expoſées par leur état à ſe faire des ennemis.

A 2

Il en est d'autres qui ne sont pas irréprochables du côté de la probité, ni du côté des mœurs, mais qui peuvent mourir pénitents.

Si ces personnes sont exposées étant mortes dans un lieu public, n'est-il pas à craindre qu'on tienne sur elles des propos aussi injurieux à la mémoire des morts, que désobligeants pour ceux qui ont eu avec eux des relations de parenté, d'amitié ou d'affaire ?

K

D'autre part, seroit-il bien convenable que le corps d'un grand homme de bien, d'un homme illustre, d'un héros, fut exposé à côté de celui d'un mauvais sujet, d'un libertin, d'un usurier, d'un fripon, d'un contempteur public des loix de l'Eglise & de l'Etat.

L

De plus, les familles illustres, nonobstant que la mort fasse rentrer tous les hommes sous la loi de l'égalité naturelle, verroient elles volontiers leurs morts confondus avec ceux des dernieres classes Plébéiennes ?

M

Et si on introduisoit en faveur de certaines classes de citoyens, des distinctions marquées, les états les plus rapprochés de ceux qui s'y trouveroient compris, ne se plaindroient ils pas d'en être exclus ?

N

Et comme ces sujets de plainte se renouvelleroient fréquemment, ne jetteroient-ils pas dans la société des semences de discorde & des ferments de jalousie & de haine d'état à état.

Autres difficultés du ressort de la Médecine.

O

Comme les inhumations seroient retardées, ou devroient l'être, selon M. Thierri, selon la force ou la foiblesse des tempéraments, & selon le genre, l'espece & la durée des maladies ; cet ordre si sage, si nécessaire, seroit-il bien observé, sur-tout si le Médecin qu'on auroit appellé d'abord par nécessité, avoit cessé de l'être par économie ou par d'autres motifs ?

P

Lorsque le grand signe de mort, qui est la putréfaction, commenceroit à se déclarer sur les corps exposés dans un lieu public, ce signe de mort seroit-il d'abord infaillible ? une multitude de faits prouve , dit-on , la négative.

Q

Et d'autre part , cet état de putréfaction des corps qui seroient vraiment morts , ne seroit-il pas dangereux pour les personnes qui en approcheroient , & sur-tout pour les porteurs & les fossoyeurs ?

R

Enfin ; les lieux où on exposeroit les corps morts, ne deviendroient-ils pas, avec le temps (sur-tout dans les épidémies) des lieux d'infection , où même *des foyers de contagion ?* ce qui exposeroit la société à un danger contre lequel toutes les Cours sont le plus en garde , & ont grandement raison de l'être , au jugement même de leurs Médecins qui , sur cet article , ont toujours la prudence de ne pas se commettre , & de ne rien prendre sur eux.

DEUXIEME POINT.

Les inconvénients que peut avoir l'établissement des lieux de dépôt public pour les corps morts , étant combinés avec les vues de M. Thierri & de ses approbateurs , ne conduisent-ils pas à adopter l'usage des pieux à sonnettes tel que je l'ai proposé ?

1.

Pour résoudre méthodiquement ce second point , il faut d'abord remarquer que le terme préliminaire & essentiel de tout ce que j'ai écrit sur cette matiere , c'est que les corps soient directement portés (s'entend après les prieres & les cérémonies ecclésiastiques) au lieu où ils doivent être , & où ils doivent rester , s'ils ne reviennent à la vie.

2

Or, étant là, on comprend d'abord que la demi-sépulture qu'on leur donnera pendant le temps de l'épreuve de leur état , empêchera que l'air ne puisse en être *aucunement* infecté ; ce qui pare déjà à un grand inconvénient , & même à celui qui fait toujours précipiter les inhumations, qu'on ne se hâte de faire , que parce qu'on craint l'infection, & parce qu'on n'embaume point les corps comme on faisoit autre-fois ; & parce qu'aussi une horreur excessive de la mort rend cruel & inhumain pour les personnes même qu'on a le plus chéries ; comme si leur mort apparente nous dispensoit d'en vérifier la réalité, & de les soustraire par cette vérification au plus grand de tous les dangers; ou comme si leur état de mort dont nous sommes si ridiculement effrayés, ne devoit pas être le NOTRE; & comme enfin, si cet état, au lieu de nous rebuter & de nous rendre si durs pour eux, ne devoit pas au contraire nous intéresser & nous attendrir; mais poursuivons.

3

On comprend d'ailleurs que les pieux à sonnettes étant placés à côté des cercueils, & le cordon qui répondra à la sonnette étant attaché au poignet de l'enterré, il n'y a plus pour personne aucun danger (je dit *aucun* en toute rigueur) de mourir sous terre de la mort sépulchrale, enragée & désepérée.

Ce qui est sans doute, le grand point qu'il falloit obtenir, & en comparaison duquel tous les autres sont presque nuls.

4

Au reste, si quelque *imaginateur* plus heureux que moi, trouvoit un moyen économique plus sur & plus efficace que le mien, je serois le premier à y applaudir.

Mais si ce moyen est encore *introuvé*, il faut nécessairement ou adopter le mien en attendant un meilleur, ou consentir à ce que l'Humanité soit livrée aux horreurs d'un sort dont la seule idée fait frémir.

Or en qu'elle morale peut-il être permis d'hésiter entre ces deux partis?

5

Et ce qui rendroit l'hésitation encore plus étrange & plus déraisonnable, c'est que l'usage des pieux à sonnettes, dans les termes où il est proposé, paroît satisfaire à tous les points de convenance qu'on peut moralement y désirer.

Car si par le moyen du respiratoire, les enterrés vifs jouissent de l'air dans leur cercueil;

S'ils y sont d'ailleurs défendus du froid & de la pluie;

Et s'ils y sont enfin pourvus de liqueurs spiritueuses, & d'autres restaurants propres à leur état, quel traitement de plus peut-on faire à des hommes qui se trouvent dans cette position?

J'y ajouterai cependant quelque chose d'intéressant dans le troisieme point de cet écrit.

6

Je ne dois pas au reste, diffimuler, que quand j'ai cherché à procurer aux enterrés vifs le fecours des fonnettes, j'ai très-bien fenti, fans être Médecin, qu'un enterré vif pourroit ne pas avoir la force de fonner, ni de porter à fa bouche les fecours rappellants qu'il auroit fous fa main.

Et j'ai fenti auffi, que malgré cet état d'impuiffance, il pourroit abfolument donner des fignes de vie qui ne feroient pas apperçus dans l'obfcurité du cercueil.

7

. Mais premiérement je croirois ces cas rares, eu égard à ce que les mains & fur-tout la droite, font le fiége naturel de l'expreffion de l'état de vie.

8

Et mon avis, fans conféquence, fe trouve conforme en ce point, à celui d'un Médecin célebre de notre ville (M. Moneftier) qui fait d'ailleurs le plus grand cas des lumieres de M. Thierri.

9

D'ailleurs, fi les mouvemens vitaux qui fe déclareroient fur le vifage, ou dans quelqu'autre partie que les mains n'étoient pas apperçus, le pis aller feroit que celui qui ne feroit pas tout-à-fait mort, acheveroit de mourir dans fon cercueil de la même mort *paifible* qu'il feroit mort dans fon lit ; ce qui ne feroit pas un fort grand mal, s'il avoit été confeffé & adminiftré, puifqu'enfin il faut toujours mourir.

10

Enfin, L'ESSENTIEL étant, comme je l'ai déjà dit, que l'Humanité foit garantie de la mort enragée & défefpérée, dès que, dans le projet, ce point eft parfaitement obtenu, le refte peut être abandonné à la Providence qui regle toutes chofes felon les vues de fa fageffe infinie.

11

Cependant, comme l'ordre de la Providence elle-même, eft que nous fecondions fes vues autant qu'il eft en nous, ma maniere de voir les chofes fur des vœux favants d'un auffi grand poids que ceux de M. Thierri, & de tout le Corps des Docteurs de la Faculté de Paris, m'a fait ajouter à ce que j'ai écris fur cette matiere, ce que je vais préfenter dans le troifieme point fuivant.

V

TROISIEME POINT.

Vues par lesquelles on essaie de satisfaire aux vœux éclairés du Doctorat-Médical françois.

A

M. Thierri & ses approbateurs sembleroient désirer que les morts fussent portés en terre avec le visage découvert.

C'étoit la pratique des anciens ; c'est encore celle des ordres Religieux ; celle du Comtat d'Avignon & de plusieurs autres pays.

Mais premiérement, cette pratique quoique louable, n'a-t-elle pas quelques inconvénients ? je me contente d'en élever la question.

Secondement, il n'est pas besoin de dire que l'ancien usage ayant entiérement cessé, il ne peut être rétabli que que par un acte de législation émané du Souverain.

B

Quel est d'ailleurs le but de M. Thierri lorsqu'il désire que les convois se fassent à visage découvert ; & lorsqu'il propose des salles de dépôt public pour les morts ? il ne peut en avoir que deux.

L'un de mettre à portée d'observer les signes de vie que pourroient donner les corps regardés comme morts.

L'autre, d'être en état d'administrer à ces corps les secours qui peuvent les rappeller à la vie.

C

Mais sur cela, faisons d'abord une remarque ; c'est que quand les morts auroient le visage découvert, soit dans les convois, soit dans des lieux de dépôt public, les signes de vie qu'ils donneroient *s'ils n'étoient persévérants*, pourroient aisément échapper aux observateurs même les plus attentifs, attendu qu'il n'est pas possible d'avoir les yeux toujours fixés sur des morts ; au lieu que l'oreille sera toujours frapée par le son que rendront les sonnettes sépulchrales.

D

D'ailleurs si les convois à visage découvert ont des inconvénients, & que l'usage n'en soit pas rétabli ; & si d'autre part les lieux de dépôt public pour les morts sont d'un ordre économique absolument impraticable, il devient de nécessité de s'en départir, & de chercher à y suppléer par d'autres moyens praticables qui aient à peu-près le même effet.

Je veux dire, par des moyens qui mettent à portée, d'une part d'observer le visage des morts, & d'autre part de leur administrer les secours qui peuvent les rendre à la vie.

E

Or quels sont ces moyens :

Le premier, dont j'ai fait part, il y a à peu-près quatre mois à des personnes sensées, c'est de pratiquer dans chacun des deux battans du cercueil des ouvertures quarrées, longues de grandeur convenable, d'ajuster & de mastiquer sur ces ouvertures des carreaux de glace, ou de verre fin & bien uni.

Et pour empêcher que la terre ne couvre ces especes de fenêtres vitrées, de tenir la terre suspendue tout au tour par des cadres mobiles de bois, de fer blanc ou de fer de tôle qui circonscrivent ces ouvertures, cadres que chacun pourra faire faire, ou qui seront fournis par les fossoyeurs qui les retireront avant que de combler la fosse.

On aura apparemment assez de respect pour l'Humanité, pour ne pas s'appercevoir de cette augmentation de dépense : ce qui seroit misérable, sur-tout quand on considérera les avantages qui résulteront de l'usage de ce moyen.

Le premier, sera de faire jouir le pauvre enterré vif de la vue du Ciel & de la lumiere du jour, & de lui épargner par-là la terreur qu'il éprouveroit en se reconnoissant dans le tombeau.

Le second, sera de lui faire voir dans son cercueil, & le cordon qu'il a au poignet, & le pieu à sonnette qu'il a à côté de lui, & les secours restaurans qu'il a sous sa main gauche.

Le troisieme, sera de procurer aux Vérificateurs de l'état de mort, soit qu'ils soient en titre ou par commission, soit qu'ils soient chargés par la famille du mort, de leur procurer, dis-je, la vue très-distincte du visage du mort, qui sera éclairé de deux côtés par la lumiere du jour, & qui pourra, si on veut, l'être aussi pendant la nuit, à l'aide de deux torches ou de deux flambeaux placés aux deux côtés du cercueil.

Les Observateurs pourront même, à l'aide d'une petite lunette d'approche, observer très bien le visage du mort, quand les glaces ou les verres seront, *comme il le faut*, bien nets & bien unis.

10

Et cela, fans qu'il foit befoin de defcendre dans la foffe, ni encore moins d'ouvrir le cercueil.

F

Le fecond moyen que je propofe, eft d'ouvrir dans l'un des batans du cercueil un trou qu'on bouchera avec un bouchon qui ait de la prife, & par lequel on puiffe introduire dans le cercueil, *& fans qu'il foit befoin de l'ouvrir*, un tuyau de foufflet qu'on puiffe porter à la bouche du mort pour lui adminiftrer l'infufflation ; ═ y introduire auffi un tuyau de biberon, pour lui faire couler dans la bouche de l'éther ou d'autres fpiritueux, du bouillon ou du vin mêlé avec de la thériaque, &c. ═ y introduire enfin une alêne de fer rouge, qu'on enfoncera dans le bras du mort comme par un dernier effort pour le rappeller à la vie.

Ce qu'il faudra fur-tout pratiquer avec toute l'attention dont on fera capable, à l'égard des perfonnes mortes fans confeffion ; la raifon en eft évidente, & très-inftante.

CONCLUSION.

Telles font les vues que j'ai l'honneur de propofer dans ce dernier éclairciffement, en me référant toujours aux quatre précédens ; & en dépofant avec un profond refpect le corps entier de ces cinq écrits aux pieds du Trône.

Permis d'imprimer, à Clermont-Ferrand, ce 16 Mars 1788. *CHAMERLAT*, Lieutenant-Général.

Du Samedi de Pâques, 29 Mars 1788.

APPROBATION.

ON ne fauroit trop applaudir au zèle des Citoyens qui veulent fuivre l'homme jufques dans les horreurs du tombeau, & qui étudient les moyens de l'en tirer s'il y a été dépofé fur les apparences d'une mort feinte.

Jufqu'à préfent les Médecins ont non-feulement cherché à fouftraire l'homme à la mort, c'eft-à-dire, au moins à la reculer ; ils ont encore décrit les fignes qui conftatent de l'état de mort.

Un Médecin célèbre de Paris (M. Thierri) à pouffé les chofes plus loin : il a indiqué des moyens pour que l'inhumation ne foit faite que lorfqu'on fera bien fur de la mort.

Le zèle de cet illuftre Médecin que j'ai eu l'honneur

de fuivre pendant deux ans à lHôpital de la charité, à Paris, ne m'a pas furpris. S'il fut jamais un temps où on dut craindre les morts apparentes, c'eft bien celui-ci, où les maladies de nerfs font très - fréquentes, & fuivies d'afphixie qui reffemble beaucoup à la mort.

Nous avons dans la ville de Clermont un Citoyen humain & éclairé, qui a auffi propofé des moyens pour fouftraire à la mort celui qui ne feroit mort qu'en apparence.

Ses écrits, qui font au nombre de cinq, font trop importans pour ne pas intéreffer le Public ; & quand on examinera. fans préjugé les vues & les moyens propofés par l'Auteur, on conviendra qu'ils font fimples, efficaces ; qu'ils pourvoient à tout ce que peut demander l'amour de l'Humanité, & même qu'ils font les feuls praticables ; furtout dans notre Province où il faut joindre à l'utilité, l'économie.

C'eft le fentiment que me dictent les écrits de l'Auteur; & je fais les vœux les plus finceres pour que l'Autorité vienne au fecours de l'Humanité, & la tire du plus grand des dangers dont elle eft menacée.

A Clermont ce 5 avril 1788, MONESTIER, *Docteur en Médecine.*

De l'Imprimerie d'ANTOINE DELCROS, Imprimeur du Roi' rue de la Treille.